Kamal Zinbi

Les juifs marocains et le diamant de L'arganier contre les virus

Kamal Zinbi

Les juifs marocains et le diamant de L'arganier contre les virus

Éditions Muse

Imprint

Cover image: www.ingimage.com

Publisher:
Éditions Muse
is a trademark of
Dodo Books Indian Ocean Ltd., member of the OmniScriptum S.R.L Publishing group
str. A.Russo 15, of. 61, Chisinau-2068, Republic of Moldova Europe
Printed at: see last page
ISBN: 978-620-2-29728-8

Les juifs marocains et le diamant de L'arganier contre les virus

Au Maroc, il y a tellement culture diverses notamment les juifs marocaines qui ont un attachement principale à leurs terre.

On bref, j'écris ce livre à ce moment-là avec une machine téléphonique un peu ancien mais adapté avec le temps, bon, Je suis né à AHFIR le 01-02-1974 OUJDA MAROC au sein d'une grande famille ou le nom : ZINBI et mon prénom : KAMAL qui comportait du côté de ma mère qui a soufré de nombreux oncles et tantes et plus d'une vingtaine de cousines et cousins qui souvent ont été mes premiers partenaires de jeux. Une famille très
Soudée qui se recevait souvent. Il y avait toujours des fêtes, des
Communions, des mariages, toutes sortes d'occasions de se divertir, de danser, de chanter et de rire.

J'ai habité mes dix premières années rue Fès /AHFIR quartier juif et musulman, en face d'un grand garage, un quartier populaire aux rues très animés. La grande cour centrale de la maison où nous vivions était mon terrain de jeu favori. Tous les enfants de cité, mes premiers amis, s'y retrouvaient pour jouer à toutes sortes de jeux : aux cow-boys et aux Indiens - c'était la grande période des films hollywoodiens que nous dévorions au cinéma d'à côté (avec deux films à chaque séance). Puis, bien sûr, les jeux de ballon : foot, mais surtout hand bal, on avait dessiné les buts sur les murs et j'aimais bien le poste de gardien.

Quand j'avais dix ans, nous avons déménagé pour une plus grande et plus belle maison en centre-ville.
Ma mère entre temps avait créé sa propre connaissance, aidée par mon frère aîné qui travaillait (avant d'en être un des responsables)

Dans la plus grande librairie d'Oujda, "Les Belles Images", avenue Mohamed V.

Mon enfance a été baignée dans les livres, que littéralement je piétinais à l'occasion de la rentrée des classes où une foule d'élèves accompagnés de leurs parents, se pressait à notre porte pour acheter les livres scolaires de l'année à venir et nous vendre ceux de l'année précédente.

Je passais beaucoup de temps entre les deux librairies. Celle de mon frère, plus grande, plus belle, comportait en sous-sol une galerie d'art où j'ai vu mes premières expositions.

Depuis, les livres et l'art constituent l'essentiel de ce qui me préoccupe.

Rabat étant la capitale du Royaume du Maroc, il y avait toutes les ambassades et dans la classe du Lycée Descartes où j'étais, beaucoup de nationalités étaient représentées.

Mes amis d'adolescence étaient bien sûr français et marocains, mais aussi argentins, ivoiriens, yougoslaves, etc. Ce qui a dû m'aider à m'ouvrir et à m'intéresser à toutes les cultures.
En 1997 j'ai quitté à regret Rabat pour Paris ou mes parents avaient décidé de s'installer.

Les années anciennes ont connu une forte émigration des Juifs marocains vers le Canada, la France et Israël. Mes parents avaient choisi Paris où ma famille était déjà installée. Par la suite, une grande partie de ma famille nous a rejoints.

J'ai passé mon baccalauréat et fait des études de l'agriculture avec un diplôme international ingénieur agronome qui a débouché sur un emploi chef de projet dans une grande Exploitation Professionnel agricole près de Lille. Mais vite, la passion de travail repris et je me suis retrouvé expert au niveau de secteur agricole encouragé par mon frère docteur, lui aussi installé au Maroc. Il avait l'expérience de ce métier qu'il exerçait à Rabat et Fès.

Les Belles Images" éditaient aussi des livres scientifiques, essentiellement sur le Maroc.

Mon premier ouvrage a été un " les techniques d'irrigation et la gestion des entreprises à haute technologie " où la culture régionale avait une part importante, ce qui m'a donné l'occasion de visiter les nombreux musées et galeries et de rencontrer des créateurs, des artistes, des scientifiques, des chercheurs....

Ce métier m'a ensuite permis de me lier avec des scientifiques, des pédagogues, des poètes, etc., vivant à Paris ou dans la région. Pendant les vingt années où je dirigeais ma maison d'édition, j'ai pu développer des collections de livres d'artistes, des revues de psychanalyse, de linguistique, de poésie, une revue scientifique, etc.

En 2002, j'ai eu mon diplôme ingénieur agronome français, mon activité d'expert pour me consacrer pleinement à l'écriture théorique et pratique. Notamment à des ouvrages et des travaux qui a occupé et occupe toujours une partie importante de mon temps (conseils, conférences, recommandation, etc.)

Proche de nombreux services, je suis devenu critique d'art agricole et je publie de nombreux articles par an sur les nouvelles démarches services agricoles. Parallèlement, je poursuis des recherches sur des thèmes plus personnels : ma judéo-marocanité, l'histoire de mon nom, de ma famille, ou sur les avancées des sciences.

Durant toutes ces années, j'ai beaucoup voyagé, particulièrement en Europe et en Méditerranée, en Afrique et milieu orientale.

Je connais bien aussi l'esprit de la gestion d'Israël où j'ai mes repères, un peuple moitié marocain, donc ouvert et imprégné de nombreuses cultures.

Je compte aller bientôt à Iquitos sur les traces de mon grand-père paternel qui a passé une vingtaine d'années en Amazonie avant de revenir au Maroc. J'espère bien aussi faire le tour du monde et écrire sur tout ce qui me fascine.

Depuis des années, la psychanalyse et l'âge aidant, je me penche sur mon passé, sur ce qui m'a constitué comme être de culture, mais aussi comme individu sentant, ressentant le monde à travers les filtres successifs de son histoire.

Mon identité, comme celle de tous les êtres humains, est plurielle. Je me sens marocain, méditerranéen, homme du Sud, de langue et de culture française, arabe, hébreu et un peu anglais.

Ma marocanité est au cœur et à l'origine de mon histoire. Ma façon d'être au monde comporte fortement les traces.

Impalpables de mes premières années, premières sensations, premiers mots...

J'ai été élevé plutôt en français, mais mes deux grands-mères ne parlant qu'arabe marocain, j'ai été baigné dans cette langue qui avec le français ont été mes langues "maternelles".

L'arabe de ma grand-mère paternelle, comme tout l'amour qu'elle m'a donné, m'a imprégné au-delà des mots.

Pour exprimer certaines sensations, émotions ou sentiments, les expressions marocaines s'imposent toujours et je constate que c'est aussi le cas pour mes cousins et cousines. Dans les grandes réunions familiales, même pour ceux qui vivent au Canada ou aux USA, les expressions marocaines fuse toujours. Souvent, les enfants des cousins de ma génération nés en France, les comprennent et les utilisent. La langue primordiale, celle des sentiments, des façons d'être, se perpétue ainsi au-delà des générations.

Une autre chose, un autre marqueur fondamental est la cuisine. Il y a quelques années, après le décès de mon oncle, j'ai eu besoin de retrouver les saveurs de mon enfance. Très naturellement, j'ai essayé de cuisiner tous les plats qui m'ont marqué : façon de préparer le poisson, les légumes, la dafina, la Tchouktchouka, les épices, le thé à la menthe (tous les matins). Et bien sûr, la musique orientale me fait toujours vibrer. Dans les fêtes familiales, elle joue largement sa partition face aux musiques modernes.

La vraie fête, les vraies danses, sont toujours orientales. C'est un régal de voir mes cousines et petites cousines danser.

Ce soirs-là, je retrouve ma marocanité dans une façon d'être au monde, de le sentir, de le vivre.

Comment ne pas me reconnaître dans cette culture, creuset méditerranéen, mélange d'Al Andalus, de tribus berbères, de tradition sémite et de pays colorés et ensoleillés ?
Mais j'ai été aussi influencé par la culture anglo-américaine : Bob Dylan, les Beatles, les films, les auteurs. Je me suis aussi familiarisé avec les écrivains japonais, chinois, africains, russes...

Si l'identité, c'est se reconnaitre dans quelque chose, alors mon identité est constituée de multiples identités qui peuvent être discontinues, diachroniques, voire conflictuelles.

C'est cet assemblage de toutes ces identités qui a fait et continue de faire mon identité.

Citoyen du monde, j'ai aussi une identité probable de terrien face à d'éventuels extraterrestres...la seule raison que les juifs ont une grande relation avec leur pays le Maroc.

Si la grande majorité des juifs d'Afrique du Nord et du Maroc sont arrivés à partir de 1492, fuyant l'Espagne et les persécutions d'Isabelle la Catholique, il est attesté que des communautés étaient implantées bien avant : depuis la première diaspora suite à la destruction du premier temple de Jérusalem par Nabuchodonosor (587 avant notre père), ou après la destruction après la pillage du second temple par les Romains en 70. Ces communautés juives, installées au Sud du Maroc depuis plus de 2000 ans (avant même la conquête arabe), ont perduré et même connu des conversions de tribus nomades berbérophones (de petits royaumes juifs ont même existé, comme celui de la mystérieuse reine berbère Kahena).

Commerçant avec les tribus indigènes puis avec les romains, ces communautés ont prospéré.

En Espagne, vivant en bonne entente avec les musulmans et les Chrétiens, les juifs ont participé activement au rayonnement d'Al-Andalous. A l'époque où l'Europe entière vit dans la barbarie gothique, Cordoue est au VIIe siècle la ville la plus importante et attire médecins, scientifique, et artistes.

Averroès, traducteur d'Aristote réintroduit la philosophie grecque et son élève juif Maïmonide, théologien et médecin à la cour de Saladin, publie le "Guide des Egarés" où il tente de concilier religion et science. Il est aussi l'auteur d'une importante pharmacopée qui restera une référence jusqu'au siècle dernier.

Pendant les siècles qui suivirent, les Juifs commercent et Circulent librement entre le Maroc et l'Espagne. La communauté de Fès, très active, donne naissance à de nombreux érudits qui publient des ouvrages juridiques, médicaux, mathématiques.

L'arrivée massive de Juifs d'Espagne (sépharades) à partir de 1492 va entraîner un accroissement important du commerce et des implantations sur les côtes méditerranéennes et atlantiques du Maroc. L'accès se fait par Salé qui est le grand port d'émigration et de commerce.

Les megorashim, expulsés d'Espagne et les toshabim qui étaient déjà au Maroc, ont des cultures différentes. Plus nombreux, ceux arrivés d'Espagne, vont imposer un dialecte judéo-arabe marocain truffé d'espagnol et influencer les lois et les pratiques des juifs marocains.
Vivant dans des ghettos fermé ou ouverts, la situation des juifs au Maroc est plus ou moins favorable selon les dynasties régnantes. Persécutions et périodes calmes se suivent jusqu'au XIXe siècle.

Vers le fin XIXe siècle et le début du XXe, des petites émigrations de juifs marocains vont avoir lieu vers l'Amérique du Nord, surtout à New-York et en Amérique du Sud.

L'Argentine qui organise milieu XIXe siècle une immigration économique afin de mettre en valeur ses immenses terres, attire quelques centaines de familles.

Le boom du caoutchouc en Amazonie en 1890 va entraîner une importante immigration de Juifs marocains, mais l'effondrement en quelques années de ce marché va pousser les Juifs à quitter le bord du fleuve pour s'installer dans les villes comme Manaus, Iquitos, ou Belém. Une partie d'entre eux retourneront au Maroc, d'autres familles y vivent encore de nos jours.

Fondée en 1860 en France, suite aux attaques antisémites frappant les communautés juives et pour aider au développement culturel, l'Alliance Israélite Universelle établit des écoles françaises au nord du Maroc.

L'occupation du Maroc par les Français en 1907 va créer une nouvelle situation où les juifs vont s'inscrire dans les écoles françaises et adopter rapidement cette nouvelle culture jusqu'en 1940 où les lois de Vichy leur interdiront l'accès de ces écoles.

L'arrivée des Américains en 1942 est fêtée par les Juifs marocains qui commencent à émigrer vers les Etats Unis.

Après la guerre et la création de l'Etat d'Israël, une importante politique d'émigration mise en œuvre par les organisations sionistes va entraîner un exode massif de dizaines de milliers de Juifs marocains vers Israël. D'abord clandestin, puis en accord avec les autorités françaises qui créent une structure chargée de l'émigration : la Cadmia.

Après le retour de Mohamed V et la proclamation de l'indépendance du Maroc, le roi désirant que les juifs restent dans leur pays, la Cadmia est dissoute et des postes importants seront offerts aux membres de la communauté.

Mais la politique d'arabisation, les attaques antisémites de mouvements politiques et l'interdiction d'avoir des relations avec Israël, entraînent une inquiétude et un désir de partir, dans la communauté, surtout chez le classes les plus pauvres, plus sensibles aux promesses de situations meilleures - ce qui n'a pas été toujours le cas.

Une tragédie en 1961, le naufrage d'un bateau de clandestins, qui fait 44 victimes va faire changer le cours de l'histoire.

Sous diverses pressions et un arrangement financier, un accord secret est passé avec le roi Hassan II.

Une émigration massive de plusieurs dizaines de milliers de Juifs marocains va être organisée par le Général Oufkir à partir du port de Casablanca.

En résumé : entre 1948 et 1955 : 70 000 émigrants légaux (vers Israël)
Entre 1955 et 1961 : 60 000 émigrants clandestins (vers Israël)
Entre 1961 et 1967 : 120 000 émigrants légaux (vers Israël)
La guerre Israélo-arabe de 1967 entraîne aussi une très importante émigration vers les Etats Unis, Le Canada ou la France.

La communauté juive du Maroc qui comptait près de 300 à 400 000 membres est actuellement réduite à quelques centaines de familles et les Juifs d'origine marocaine représentent plus deux million de personnes dans le monde.

Les juifs marocains restent toujours fidèle pour leurs origines et pays le Maroc.

La majorité des marocains aiment le commerce et l'industrie agricole pour développer la croissance économique de leur pays notamment la production de ce trésor d'arbre d'arganier. L'arganier reste est un arbre secrète contre les virus et un trésor de protection humaines et animal.
Les juifs marocains sont les premiers créateurs et exportateurs de ce fruit d'or d'arganier au niveau de monde.
L'arganier est l'espèce la plus septentrionale de la famille des sapotacées, comme l'indique sa taxonomie : ci-dessous
Embranchement : Phanérogames
Sous embranchement : Angiospermes.
Classe : Dicotylédones.

Sous classe : Gamopétales.
Ordres : Ebénales.

Famille : sapotacées.
Genre : Argania.
Espèce : Argania spinosa L.
Origine : Maroc

L'Arganier est une espèce végétale endémique du Sud atlantique marocain où il couvre une superficie de plus de 830.000 Ha (40 à 61 millions d'arbres) en 2019.
Cet arbre peut s'adapter aux régions arides et semi-arides. Il peut supporter des températures allant jusqu'à 50°C.
Son aire géographique principale s'étend entre les embouchures de l'Oued Tensift (au Nord) et l'Oued Souss (au Sud), soit entre 29° et 32° de latitude Nord.

Au Maroc, on le trouve en plantation isolée dans le Sud-Ouest dans la région de Sahara marocaine.
Dans ces zones, l'Arganier est l'arbre par excellence pour la conservation des sols et la lutte contre la désertification.

L'Arganier est un arbre multi-usages ou chaque partie de l'arbre ou de sa production est utilisable à savoir :
Le bois : le bois de l'Arganier est utilisé comme combustible et par la menuiserie.

Le Fourrage : Les feuilles et la pulpe des fruits sont consommées par les camelins et les caprins.

L Le résidu d'extraction d'huiles, est actuellement utilisé dans l'alimentation du bétail et particulièrement pour l'engraissement des bovins.
La composition chimique du tourteau près extraction de l'huile :

Matières azotées	**:**	**24.6%**
Matières grasses	**:**	**18.8%.**
Humidité	**:**	**26.3%.**
Produits solubles dans l'alcool	**:**	**9.0%**
Cellulose	**:**	**17.6%**

Le rendement est en moyenne 2.5 à 3 kg de tourteau pour 100 kg de Fruits frais.

Le fruit a la grosseur d'une noix, il est jaune parfois veiné de rouge. Il est formé d'un péricarpe charnu ou pulpe qui couvre le noyau très dur (ou noix).
La récolte a lieu entre Juin et Août, quand les fruits seront mûrs et commenceront à tomber à terre.

L'Huile est extraite de l'amande .Elle est comestible et d'un goût agréable.
La noix d'argan renferme une à trois amandes albuminées et huileuses renfermant jusqu'à 55% d'huile
Pour la production d'un litre d'huile : Il faut en moyenne100 kg de fruits frais ce qui correspond à la production de 7 à 8 arbres et 12 heures de travail.

Elle est riche en matière grasse du type Oléique-linoléique et peut contenir jusqu'à 80% d'acides gras insaturés.
La composition physico chimique de l'huile :
Riche en vitamine E
Acides gras insaturés
Acide linoléique
Antioxydants
Teneur élevée en pigments caroténoïdes (ce qui donne la coloration rougeâtre de l'huile.).

Elle est utilisée pour :

Les soins du visage et du cou.
Les soins cicatrisants de la peau.
Les soins des cheveux, Les soins des rhumatismes
Les massages corporels, les soins digestifs, les soins cardiaques, les soins contre les virus...

En raison de ses propriétés hypocholestérolémiantes, elle est indiquée pour les traitements ou les risques d'artériosclérose et des maladies cardio-vasculaires, elle apaise les douleurs articulaires.

L'huile est utilisée dans l'alimentation

Documents consultés
Production rapide de plants d'Arganier aptes à la transplantation
Projet de coopération allemande conservation et développement de l'Arganier
Hayer Frank
GTZ

L'Arganier : Une ressource économique à réhabiliter
L'Arganier : Arbre du Sud-Ouest Marocain, en péril à protéger.
L'arganier reste le diamant de la ressource marocaine, si on développe la production de l'énergie de cette culture marocaine.
L'arganier est un arbre aux rameaux épineux — d'où son nom spinosa qui signifie « épineux » — de 8 à 10 m de haut, aux feuilles atténuées en un court pétiole, très résistant et qui peut vivre de 150 à 200 ans. Il est parfaitement adapté à l'aridité du sud-ouest marocain et sa silhouette est caractéristique : cime large et ronde, tronc noueux, tortueux et assez court, souvent formé de plusieurs parties entrelacées. L'arganier fournit un bois très dur, appelé bois de fer, utilisé essentiellement comme bois de chauffage.

L'arganier possède des mécanismes qui limitent ou ralentissent la chute du potentiel foliaire et relèvent de la stratégie d'évitement.

L'arbre ne perd ainsi ses feuilles que transitoirement, en cas de grande sécheresse.

Les fleurs blanches à jaune verdâtre sont hermaphrodites, gamopétales à tube très court et sont réunies en glomérules. Elles apparaissent en mi-juin. Le fruit est une fausse drupe ovale, fusiforme

de 30 mm de long environ, jaune-brun à maturité contenant une noix très dure abritant deux ou trois « amendons ». Un arbre en produit environ 8 kg par an. Les feuilles, vert sombre et coriaces, sont consommées par les dromadaires et les chèvres qui grimpent dans les arbres, parfois jusqu'à 8 mètres de hauteur, où elles mangent de jeunes pousses et le fruit, laissant le noyau qu'il contient, jouant ainsi un rôle essentiel dans l'écosystème local.

Son système racinaire est particulièrement profond mais dépourvu de poils absorbants (racines « magniloïdes » Il profite d'une symbiose avec différents types de champignons pour pallier cette déficience, seuls ces derniers pouvant apporter les différents nutriments à l'arbre. La reproduction artificielle et la mise en culture de celui-ci nécessite ainsi l'inoculation de plusieurs espèces de champignons au niveau de ses racines. L'aire géographique de l'arganier bénéficie d'une forte humidité,

Tant par les précipitations saisonnières que par une fraîcheur relative, que l'arganier piège et restitue au sol.

Cet arbre traditionnellement mythique et sacré est considéré comme « le père de tous », don de Dieu. Mais c'est aussi parfois un « Satan » (en tant que source de conflits d'usages). Il a une dimension magique qui a marqué divers rituels (annuels ou saisonniers) ; les hormis (sacres) qui prennent diverses formes selon les communautés.

L'huile d'aragne est la production la plus connue de l'arganier. C'est au Maroc, dans le sud-ouest du pays, que l'arganier est traditionnellement exploité par les Amazighs chleuhs de l'Atlas qui tirent profit de l'huile d'aragne pour ses vertus alimentaires et cosmétiques.

Avec le thé, l'huile d'aragne est accompagnée de miel est offerte aux invités en signe d'hospitalité, dans la région du Souss. C'est notamment grâce à cette huile que l'on fabrique l'amlou, une spécialité culinaire amazighe de la région du Souss composée d'huile d'argan, d'amandes et de miel.

Des codes d'exploitation ont été créés par la coutume, parfois transcrits en règles écrites sur des planches (« louhs » chez les Berbères de l'arganeraie). Ainsi, les coupes non justifiées, sans accord préalable de l'assemblée locale, sont sanctionnées par des amendes. Les règles écrites sont conservées dans l'Agadir.

Noix d'argane abritant deux ou trois « amandons »
L'huile d'argane fait l'objet d'une Indication géographique protégée, publiée au bulletin officiel n o 5805 du 18 janvier 2010. Celle-ci certifie que l'utilisation du nom huile d'argane par une marque commerciale implique le respect

D'un cahier des charges fixe. Les laboratoires Pierre Fabre Ont enregistré dans les années 1980 le mot « argane » comme marque déposée, commercialisant sous ce terme une crème à base d'huile d'argan [. Fin 2010, des négociations ont eu lieu entre le Maroc et l'Union Européen pour faire reconnaître l'IGP en Europe.

En décembre 2010, le tribunal de grande instance de Paris a annulé la marque « Argane » en première instance dans un litige opposant la société Pierre Fabre à la société Clairjoie. L'annulation de la marque a été confirmée par un arrêt de la Cour d'appel de Paris du 30 janvier 2013.

L'huile d'aragne bénéficie d'une grande attention comme approche de prévention nutritionnelle pour prévenir le risque cardiovasculaire. Elle est utilisable en usage interne pour lutter contre les douleurs rhumatismales et articulaires, et l'hypercholestérolémie. En usage externe, elle permet de prévenir la surinfection des boutons de varicelle, l'acné, et de lutter contre la peau sèche et les vergetures.

Par ailleurs et vu l'importance des composés nutritionnels doués d'activités antioxydants comme les carotènes, les poly phénols, les vitamines A, C et E dans l'arrêt du développement ou la progression de quelques cancers, l'huile d'aragne, par sa richesse, notamment en gamma tocophérol, pourrait avoir une action antiproliférative.

En effet, les études expérimentales récemment réalisées suggèrent que l'huile d'aragne pourrait être d'un intérêt potentiel pour développer de nouvelles stratégies pour la prévention du cancer de la prostate.

Les données actuelles de la recherche scientifique sur l'huile d'argane impliquent qu'elle contribue à un développement économique nouveau au Maroc et dans le monde entier.

Technique et procédure traditionnelle de fabrication de l'huile Modifier L'huile d'argan comestible est préparée à partir des amandes torréfiées, tandis que les amandes non torréfiées sont utilisées dans la production d'huile d'argan cosmétique.

Afin de faciliter l'exploitation de l'huile d'argan, les hommes ont recours aux chèvres qui se nourrissent des feuilles et des fruits de l'arbre en grimpant dessus. Le noyau du fruit est digéré par les chèvres puis peut être ensuite utilisé pour fabriquer l'huile. La coquille, très dure, est adoucie en passant dans l'intestin de l'animal et l'extraction est donc moins pénible. Il s'agit d'une technique de fabrication plus rapide que la méthode manuelle, qui elle implique de faire sécher les fruits au soleil avant le dépulpage à la main.

L'extraction traditionnelle de l'huile d'argan est pénible et demande un travail fastidieux. Une personne a besoin de 58 h de travail pour extraire 2-2,5 L de l'huile à partir de 100 kg de fruits secs. Le taux de cette extraction est d'environ 45 % avec un rendement dérisoire qui dépasse rarement 3 % du poids de fruit.

En 1985, il a été enregistré un brevet sur le premier procédé d'extraction mécanique. Cela a permis d'introduire la production mécanisée de l'huile d'argan dans les coopératives dans le sud-ouest du Maroc, afin de produire de grandes quantités d'huile d'argan de haute qualité. Grâce à cette technologie, 4-6 L d'huile peut être obtenue à partir de 100 kg de fruits secs après 13 h de travail par une seule personne. Ce processus a présenté un grand pas en avant dans l'histoire de la production de l'huile d'argan. Il commence par le dépulpage des fruits, l'étape la plus laborieuse qui est réalisée mécaniquement à l'aide d'une « dépulpeuse-gratteuse ».

Aucune innovation actuelle n'a été faite sur l'étape de concassage qui reste toujours manuelle en revanche, l'étape de torréfaction est faite par des torréfacteurs à gaz qui remplacent la torréfaction manuelle, ce qui permet d'obtenir des amandes de couleur homogène. La mouture et le malaxage se font par une presse à froid où la température ne dépasse pas 60°C lors de l'extraction de l'huile.

La culture de l'arganier Modifier Chèvres dans un arganier, région de l'Atlas, Maroc. Cet arbre est aussi un « pâturage aérien » qui assure le fourrage de près de 2 millions de ruminants / Agriculture au Maroc.

Les chiffres approximatifs de l'argan :

2 000 personnes travaillent dans les coopératives marocaines consacrées à l'huile d'argan.
La production annuelle est de l'ordre de 2 500 à 4 000 tonnes.
800 000 hectares plantés. Perte de 600 ha/an de la surface plantée depuis le début du siècle dernier en arganiers.

La densité d'arbres par hectare varie suivant la région : de 250 arbres par hectare à 150 km au nord d'Agadir dans l'Atlas et environ 40 arbres dans le désert bordant la région de Goulimine (Anti-Atlas).

Un arbre produit, chaque année, de 10 kg à 30 kg de fruits environ.

Il faut environ 38 kg de fruits ou bien 2,6 kg d'amendons pour produire 1 litre d'huile.

La récolte quasi-totale des fruits pour produire l'huile d'argan et l'aridité croissante du climat sont telles que rares sont les fruits restés au sol qui germent encore, puis se développent. Dans certains cas isolés, on peut tout de même trouver de très jeunes plants d'arganiers : lorsque des animaux rejettent les graines, puis les enfouissent à faible profondeur dans des sédiments en bordure d'un oued, quand des écureuils les cachent dans des murettes, quand les fruits germent à l'abri d'une plante nurse épineuse.

Au rythme de sa régression, l'arganier est à terme menacé de disparition, et les signaux d'alarme se multiplient à propos de diverses formes d'agressions :

L'arganeraie régresse en termes de superficie et surtout de densité : en moins d'un demi-siècle, la densité moyenne de l'arganeraie nationale est passée de 100 arbres/ha à 30 arbres/ha, tandis que les superficies couvertes régressaient en moyenne de 600 hectares par an. La construction de l'aéroport international d'Agadir au Maroc et de la route le reliant à Agadir a détruit plus de 1 000 hectares des plus beaux massifs forestiers d'arganier d'Admit et de Mseguina.

L'aire de l'arganier se dégrade aussi sous l'effet conjugué de l'accroissement de la population (surtout autour d' Agadir) et de l'apparition des cultures intensives (notamment le maraîchage sous serres).
L'utilisation « sauvage » du bois d'arganier pour produire du charbon de bois.

Le manque de collaboration entre les principaux acteurs (les gestionnaires forestiers et les chercheurs universitaires) pour mettre en place des projets de transplantation.

L'absence de moyens modernes de production de l'huile d'arganier et les mauvaises conditions de commercialisation de celle-ci.
Quelles perspectives pour l'arganier ?

La problématique et l'enjeu sont donc actuellement, non seulement d'enrayer le processus de régression de l'arganeraie mais aussi de replanter une partie de ce qui a été perdu, afin que l'arganier redevienne un pivot dans un système agraire traditionnel fondé sur l'exploitation de l'arbre, l'élevage et la céréaliculture. Les problèmes de l'arganeraie étant essentiellement dus aux conséquences d'une interaction irrationnelle de l'homme avec son milieu environnant, il semble que toute politique de restauration de l'espèce, si elle veut connaître quelque chance de succès, doit obligatoirement s'attacher à rationaliser l'intervention de l'homme sur la nature, et donc s'articuler nécessairement autour des actions ou objectifs prioritaires suivants :

Information et sensibilisation des usagers mais aussi de toute l'opinion publique nationale, sur les spécificités, l'importance et l'intérêt de la conservation de cet arbre ;replantation et développement de l'arganier, par l'allocation des moyens nécessaires aux travaux de recherche scientifique en cours sur les techniques de reproduction et de transplantation, par la mise au point de techniques appropriées d'exploitation et de valorisation des produits de l'arganier ;ouverture sur des coopérations internationales, pour financer tous les projets de replantation, et il serait utile que le Maroc cherche des coopérations étrangères pour accélérer les replantations ;

Limiter l'exploitation de l'arganier par la mise en place d'un calendrier annuel, afin de laisser cet arbre se développer naturellement ; Limiter l'exportation afin que les usagers puissent bénéficier des bienfaits de son huile, dont la raréfaction dans la région même de l'arganeraie interroge. Les bénéficiaires ne sont plus les producteurs et de moins en moins les consommateurs.

La production d'huile d'argan représente une ressource économique très importante pour les coopératives actives dans l'arganeraie.

Ces coopératives ont des méthodes de fonctionnement aussi variées qu'il en existe. Certaines ont des pratiques issues du commerce équitable et peuvent être en partie financées par de grands organismes.

Les régions de l'extrême sud considèrent l'arganier comme une ceinture verte contre la désertification.
L'arganier est la plante-emblème du Royaume du Maroc. En 2014, le pays a inscrit « l'argan, pratiques et savoir-faire liés à l'arganier » sur la liste représentative du patrimoine culturel immatériel de l'humanité de l'Unesco.

L'arganier (Argania Spinosa) pousse de façon sauvage en forêt claire de l'arrière-pays collinéen ou bien il est cultivé dans les plaines et sur le littoral océanique marocain. L'arganier est l'essence forestière incontournable du grand sud-ouest marocain. Il peuple l'essentiel de ses paysages arides aux brumes fréquentes et lui imprime une physionomie bien particulière.

L'arganier est un arbre aux multiples usages : forestier (bois de chauffage), fruitier et fourrager (nourrit les chèvres), dont l'espérance de croissance est d'une dizaine de mètres. Il est d'un port à cime arrondie, à l'écorce grise et crevassée, aux rameaux épineux (d'où spinosa) et aux feuilles persistantes.

De nombreuses tentatives de transplantation d'arganiers ont généralement échoué.

Il n'y a qu'une explication à cela. Si l'arganier pousse si bien, rejetant souvent les autres espèces d'arbres c'est qu'il est parfaitement adapté à son écosystème.

La terre aride et le climat largement ensoleillé conviennent parfaitement à l'arganier. Les températures au sol, (et à l'ombre), peuvent dépasser 50°C. Par contre, l'hiver il peut geler et neiger dans les montagnes de l'Atlas.
L'arganier n'a besoin que peu de pluies. Heureusement car il ne pleut que de 30 à 50 jours par an sur la côte à Agadir, encore moins au sud du Souss, de 15 à 30 jours par an seulement.

En plus, les brumes et rosées matinales océaniques portées par les courants froids des Canaries lui procurent un complément hygrométrique
Mais pour l'essentiel et pour arriver à survivre, l'arganier Possède un système racinaire extrêmement développé. Il va Puiser l'eau profond, jusqu'à 20 et 25m sous terre.

En effet les racines de l'arganier représentent 5 fois sa partie aérienne, (son tronc et ses branches). Pour autant, son Système racinaire est dépourvu de poils absorbants (Racines « magniloïdes ».

Il profit d'une symbiose avec différents types de champignons pour pallier cette déficience, seuls ces derniers pouvant apporter les différents nutriments à l'arbre.

Ce système racinaire lui est particulièrement utile car entre 2 et 4 semaines par an soufflent le Chergui et le Sirocco, vents chauds et secs venus du proche Sahara.

Lorsque les ressources hydriques viennent à Manquer, l'arganier peut temporairement se défolier.

Lorsqu'arrivent de nouvelles précipitations, il retrouve son aspect touffu.
C'est un arbre très protéiforme qui s'adapte aux conditions qu'il rencontre et aux traitements que lui font subir les hommes (écimage, découpe de branches) et les animaux (chèvres et dromadaires).

Sous réserve que les conditions climatiques extrêmes ne Soient pas trop longues, l'arganier les supporte bien. On Compte 150 à 300 arganiers à l'hectare et la forêt est Clairsemée car l'arbre réclame la lumière.

L'arganier est un arbre à usages multiples. Chaque partie de l'arbre constitue une source de revenus ou de nourriture pour l'usager.
Il joue un rôle essentiel dans la lutte contre l'érosion pluviale en fixant le sol des collines qu'il peuple. Il dresse un rempart contre la désertification des zones pré sahariennes de la plaine du Souss.

Extrêmement dur, le bois de l'arganier est particulièrement apprécié comme bois de charpente et il constitue un isolant écologique parmi les mieux adaptés à un usage en région chaude.

En effet, plus un bois est dur et plus il va mettre du temps à brûler mais aussi plus il va libérer de l'énergie et s'avérer un bois de chauffage performant. C'est ainsi que les populations du Sud-ouest marocain exploitent, depuis longtemps, les qualités mécaniques et énergétiques de l'arganier.

Parce qu'il est dense et se consume lentement, il est massivement utilisé comme combustible sous forme de charbon.

C'est ainsi que les usages de l'arganier sont multiples. L'importance de son rôle environnemental (frein à l'érosion et à la désertification) et socio-économique (pâturage, huile d'argan, bois de construction et de chauffage) nécessite aujourd'hui d'élaborer et de mettre en œuvre une stratégie nationale de sauvegarde de cette essence unique à croissance très lente.

Attendez la suite en deuxième livre

Bien cordialement
Avec remerciements

Mr ZINBI KAMAL

E-mail : lafranceagricole@hotmail.fr
Tél international whatsApp :
00212 691706222

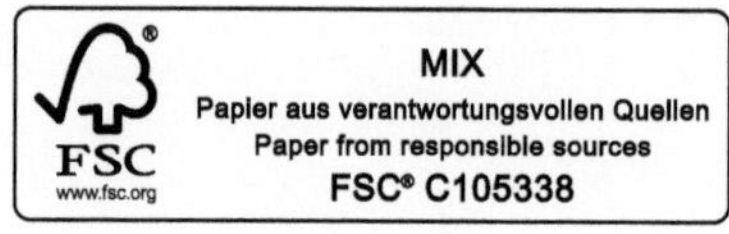

Printed by Books on Demand GmbH, Norderstedt / Germany